L'Odontotechnie

OU

L'ART DE PRÉSERVER LES DENTS

DE LES GUÉRIR

DE LES RESTAURER, ETC.

PAR

Le Docteur H.-James MILLER

DENTISTE AMÉRICAIN

15, rue Vignon (Madeleine)

PARIS

✳

L'ODONTOTECHNIE

ou

l'Art de préserver les Dents, de les guérir, de les restaurer, etc.

(Ouvrage illustré de 250 figures)

Par le docteur H.-James MILLER

SOMMAIRE

L'ODONTOTECHNIE

l'Art de préserver les Dents, de les guérir, de les restaurer,

ETC., ETÇ.

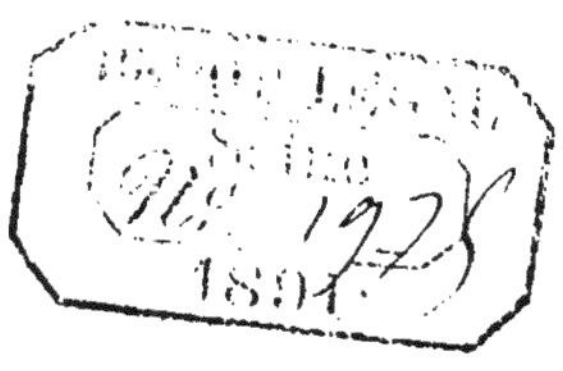

On parle actuellement toujours de progrès réalisés en tout et pour tout : mais sommes-nous certains qu'il en soit ainsi, sommes-nous sûrs que nous n'avons pas « dépassé le but et manqué la chose » en bien des points ?

Certes, au moins pour ce qui concerne l'art dentaire, auquel nous avons voué ces quelques pages, rien au premier abord ne paraît l'indiquer. Dans ces vingt dernières années cette branche de la chirurgie a marché à pas de géant et s'est totalement transformée : les instruments anciens se sont perfectionnés, une foule de nouveaux ont été inventés, des matières obturatrices nouvelles ont surgi, la technique a réalisé des perfectionnements considérables, l'emploi des anesthésiques s'est généralisé, enfin une science nouvelle : la bactériologie, est venue fournir un fondement solide à l'antisepsie en créant le dogme du *contagium vivum*.

Qui donc oserait dire aujourd'hui que l'art dentaire n'a pas fait de réels progrès ? Personne assurément. Cependant un praticien impartial tel que nous, tout en reconnaissant hautement le progrès général, fera remarquer, peut-être non sans raison, que l'art dentaire ne coïncide pas tout à fait avec celui de guérir les dents. Ce dernier, qui est pour ainsi dire l'âme de notre art, risque fort actuellement d'être étouffé par un progrès aussi tumultueux.

Nous allons le prouver : Voici par exemple, en résumé, comment on raisonne aujourd'hui sur le mode d'emploi des antiseptiques :

La bactériologie nous enseigne que la carie dentaire, les périostites, les abcès, etc., etc., sont produits par des microbes. Donc pour se préserver de ces maux, il faut tuer ces microbes au moyen d'antiseptiques. Comme il est démontré en outre que pour peu que ces germes pathogènes fassent des agglomérations, ils ne peuvent être détruits que par des antiseptiques toxiques très violents et en solutions relativement concentrées, c'est à ces derniers qu'il faut nécessairement avoir recours.

Et voilà pourquoi Messieurs les dentistes bactériologues inondent les dents cariées et la bouche de leurs patients d'antiseptiques concentrés de toute sorte, d'arsenic, de sublimé corrosif, d'acide phénique pur, etc., etc.

Ils nous rappellent *mutatis mutandis* la fable de l'ours et du jardinier, du bon Lafontaine; sûrement ils tueront la mouche, le microbe, mais non moins sûrement aussi les parties qu'ils voulaient débarrasser de l'hôte incongru : les tissus dentaires.

Comme les microbes se reproduisent avec une rapidité extraordinaire et qu'ils sont d'une petitesse infinie, on conçoit qu'après de tels traitements les tissus dentaires débilités ou même tués complètement par l'emploi d'antiseptiques très violents ne puissent pas résister à l'invasion de nouveaux germes pathogènes. Ils contractent ainsi des maladies, et les pyorrhées alvéolaires, les abcès radiculaires, les stomatites purulentes, etc., etc., sont la suite fréquente d'un pareil traitement.

Mais alors, dira-t-on, comment faut-il se préserver de ces microbes pathogènes puisque l'on sait qu'ils existent dans toutes les bouches et qu'ils y pullulent dès que l'on néglige de se laver la bouche et de se brosser les dents soigneusement tous les jours?

Voici ma réponse :

Fortifiez-vous; brossez vos dents le soir avant de vous coucher et, si vous le voulez, après vos repas, mais surtout évitez tout ce qui peut nuire à la santé de vos tissus dentaires.

Avez-vous jamais songé à ce que les peuples primitifs et les paysans de certaines contrées, qui sont excessivement robustes, mais ne connaissent pas l'usage de dentifrices ni de la brosse à dent, ont souvent des dents magnifiques qu'ils conservent jusqu'à un âge avancé? Nous avons eu maintes et maintes fois l'occasion d'observer ce fait dans nos voyages en Amérique, dans les deux Russies, au Caucase et dans les différents pays de l'Europe.

Nous en avons conclu que la cause déterminante de la carie dentaire n'est pas le microbe, mais la vitalité de la dent qui tient à celle de l'organisme en général.

Il y a lutte entre les microbes odontophages et nos dents. Si ces dernières n'ont pas des défauts constitutionnels et qu'elles appartiennent à un organisme vigoureux, tous les microbes de la bouche (il en existe environ une centaine d'espèces) et toutes ces fermentations intrabuccales qu'ils déterminent ne leur pourront rien. La vitalité des dents sera un obstacle insurmontable à l'immigration des microbes dans leurs tissus. *Si par contre les dents sont faibles, comme c'est très généralement le cas chez les citadins,* qu'elles sont pourvues de défauts organiques et qu'ayant été malades on les a empoisonnées par l'application d'antiseptiques trop violents, il est certain qu'elles deviendront la proie des germes pathogènes qui y détermineront les nombreuses formes de maladies qui peuvent les affecter. *On ne saurait donc trop conseiller aux citadins de veiller à leurs dents et d'en avoir soin.*

Convaincus par une foule d'autres faits tant histogéniques que pathologiques et physiologiques de la justesse de nos opinions, nous faisons un emploi judicieux des antiseptiques dans nos traitements. Nous évitons toute antisepsie ayant une action mortifiante ou même irritante pour les tissus des dents et de la bouche, et cherchons au contraire à stimuler la vitalité de ceux-ci en nous abstenant de l'emploi de tout traitement qui pourrait lui nuire.

Vingt années de succès de nos opérations sont la meilleure preuve que notre théorie est non seulement rationnelle, mais encore réellement pratique.

Nous avons développé amplement cette manière de voir dans un ouvrage d'*odontotechnie* spécial, qui, actuellement sous presse, résume et met à la portée du public toutes les données fondamentales de l'art de prévenir les maladies des dents, de guérir ces dernières et de reconstituer une dentition perdue. Nous y renverrons donc le lecteur soucieux des soins qu'il doit à ses dents.

Trop souvent, en effet, le public ne va trouver le dentiste que lorsque ses dents le font souffrir. ***Qu'il sache bien qu'il aurait pu s'éviter des souffrances et des frais s'il était venu périodiquement faire visiter ses dents par un dentiste consciencieux.*** Ce dernier aurait examiné attentivement sa bouche et aurait entravé dès leur début la marche envahissante des petits points de carie par lesquels a commencé la grande cavité qu'il s'agit actuellement d'aurifier.

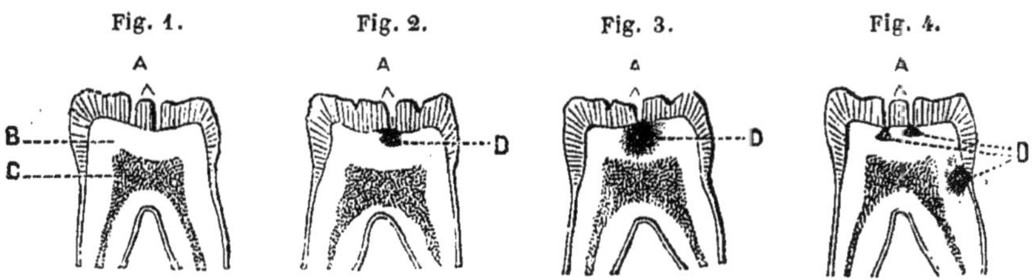

Fig. 1. — Section longitudinale d'une molaire, montrant les fissures de l'émail (A), qui, pénétrant jusqu'à l'ivoire (B), donnent accès à la carie (D), s'approchant de la pulpe ou nerf dentaire (C).

Fig. 2. — Section longitudinale d'une dent montrant une fissure de l'émail (A), par laquelle les agents de la carie ont pénétré et commencent à carier la dentine (1ᵉʳ degré de carie, D). — Seul le dentiste peut découvrir les défectuosités qui, n'étant absolument pas douloureuses, passent inaperçues du patient.

Fig. 3. — Degré de carie très avancé. La dentine est détruite jusque près de la pulpe, ou nerf dentaire; c'est le stade où commencent les rages de dents.

Fig. 4. — Carie pénétrant par deux fissures de la surface triturante et latéralement par le collet de la dent. Cette dernière espèce de carie est la cause cachée de beaucoup de névralgies et de rages de dents, provenant de dents saines en apparence.

C'est surtout les dents des enfants qu'il importe de faire examiner : la carie apparaît dès la plus tendre enfance, c'est-à-dire qu'elle attaque aussi bien les dents de lait que les dents permanentes. ***Si l'on ne prend pas garde à la carie des dents de lait, il s'en suit un cortège inévitable de maladies des gencives et des mâchoires*** qui sont excessivement préjudiciables au développement normal et à la régularité des dents permanentes. On ne doit pas oublier, en effet, que ces dernières sont en voie de formation au-dessous des racines des dents de lait, et que les maladies de celles-ci peuvent nuire au développement de tout le système. L'intervention opportune du dentiste peut seule prévenir de semblables désastres.

Rappelons ici que les quatre premières molaires permanentes que l'on nomme **dents de six ans,** parce qu'elles apparaissent à cette époque, sont généralement prises pour des dents de lait et négligées comme elles. **Or ces dents sont très fréquemment pourvues de défectuosités qui les prédisposent à la carie.** Si celle-ci est négligée elle ne tardera pas à faire souffrir l'enfant. On aura alors recours au dentiste qui malheureusement trop souvent se borne à arracher la dent au lieu de se donner la peine de la reconstituer; il s'en suit que les dents qui restent, perdant leur appui latéral, s'inclinent vers la place restée vide, ou se déchaussent en sortant de leurs alvéoles. **La dentition devient ainsi irrégulière,** et cela suffit le plus souvent pour **déformer** les mâchoires et surtout **les traits du visage de l'enfant** qui, pour peu qu'il lui manque quelques dents, acquerra **un air de vieillesse prématuré.**

Un préjugé très répandu parmi le public est que les dents aurifiées sont plus sujettes à se gâter que celles qui sont saines. Il existe même des dentistes qui préfèrent les plombages mous aux plombages durs, parce que, disent-ils, ces derniers sont plus difficiles à enlever lorsque la dent s'est cariée sous le plombage. C'est une erreur totale. **Si l'aurification est bien faite elle dure indéfiniment et met pour toujours la dent à l'abri de la carie.**

Quant à nous c'est par milliers que nous avons fait des aurifications, et nous avons souvent eu l'occasion de les retrouver intactes vingt-cinq et trente ans après, même lorsqu'elles appartenaient à des personnes faibles de constitution. C'est donc en parfaite connaissance de cause que nous parlons, et nous n'hésitons pas à dire que si une carie se développe sous une aurification c'est que celle-ci a été mal faite.

Mêmes griefs et mêmes erreurs à propos de notre greffe prothétique, c'est-à-dire des dents à pivot perfectionnées et des pièces à pont. Ah! c'est que les aurifications et les travaux prothétiques sont la pierre de touche du dentiste chirurgien.

Des opérateurs, même expérimentés, ont décrié ces derniers parce qu'ils n'ont obtenu que des résultats fâcheux. Or c'était à eux-mêmes et non au procédé qu'ils auraient dû s'en prendre si leur opération a été suivie d'in-succès. Ils pouvaient même avoir exécuté un travail irréprochable; mais s'ils l'ont fait précéder de pansements antiseptiques violents ou prolongés, il n'en faut pas davantage pour leur avoir assuré dans un avenir pro-chain un nouveau travail, et au patient la jouissance négative de douleurs infernales.

Plus encore que pour les aurifications il est nécessaire, lorsqu'il s'agit de travaux prothétiques, de bien stériliser ses instruments et ses mains, de nettoyer foncièrement les cavités des dents en éloignant les parties malades, et de limiter ensuite la stérilisation des tissus à leur surface par des applications rapides d'antiseptiques efficaces.

Si simple qu'il soit ce traitement donne, à l'opposé des applications prolongées de médicaments caustiques ou antiseptiques, des résultats bienfaisants excessivement remarquables.

Les quelques microbes qui subsisteront dans l'intérieur des tissus seront tués et résorbés par les tissus eux-mêmes si ces derniers n'ont pas été débilités par une antisepsie irrationnelle, car ils seront le siège d'une recrudescence vitale. Cette dernière n'est point imaginaire. En effet tout le monde sait, par exemple, que le malade qui a pu résister à la fièvre typhoïde, qui est déterminée par le bacille typhique, sent non seulement renaître ses forces premières, mais qu'il en acquiert de nouvelles au point de se sentir totalement rajeuni.

Beaucoup de personnes qui seraient disposées à se faire poser des appareils prothétiques ne le font pas parce qu'elles s'imaginent que de telles opérations sont douloureuses. Hâtons-nous de les rassurer. *Grâce à l'application d'un anesthésique local parfaitement inoffensif, que nous employons avec succès et préconisons depuis de nombreuses années, nous rendons toutes nos opérations « indolores ».* Il n'y a donc aucune crainte à avoir à ce sujet.

Cependant comme chacun a ses préférences nous croyons être agréable à nos lecteurs en réunissant ici dans les pages qui suivent les figures non seulement des principales restaurations buccales au moyen de notre greffe prothétique, mais encore de celles que nous opérons au moyen de pièces et de dentiers.

A part les procédés opératoires, le choix des matières employées pour les préparations des dents et leur pureté chimique jouent un grand rôle. *Nous apportons surtout un soin tout particulier à la fabrication de nos dents minérales.* Ces dernières, composées d'un émail infiniment plus dur que l'émail naturel, *sont préparées spécialement pour chaque personne* d'après la teinte et la dimension de ses dents et *de manière à ce qu'il soit impossible de les distinguer de leurs voisines naturelles.*

Qu'on nous permette enfin de donner ici (en tête de cette brochure) à titre de simple renseignement le sommaire de notre ouvrage sur l'Odontotechnie, où le public pourra puiser tous les renseignements et les connaissances qui peuvent lui être utiles pour le soin de ses dents. Nous lui rappellerons que sans ces dernières il ne saurait avoir ni beauté, ni santé. En effet, *les rides des lèvres et des joues apparaissent dès que les dents tombées ne sont pas remplacées,* et la santé, qui dépend en grande partie de la bonne digestion des aliments, ne peut exister que si les mâchoires ont toutes leurs dents pour bien triturer ces derniers.

—→>>>X<<<←—

PROTHÈSE DENTAIRE

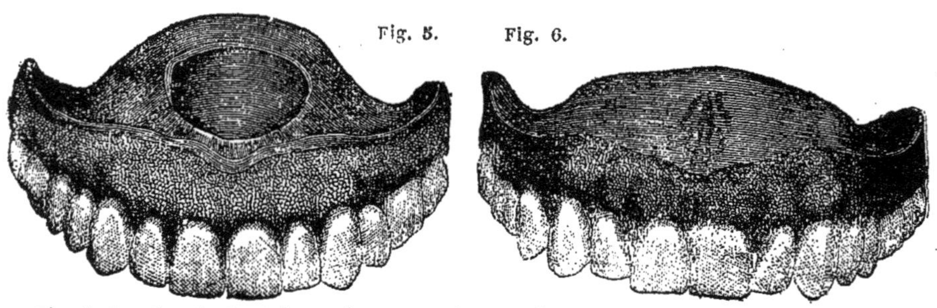

Fig. 5.   Fig. 6.

Fig. 5. Dentier du haut à succion avec chambre à air ou à pression atmosphérique, ancien système. — Fig. 6. Dentier à succion, sans chambre à air, tenant par l'adhésion parfaite au palais. Ce système est bien supérieur aux précédents.

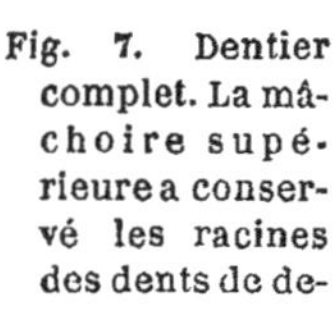

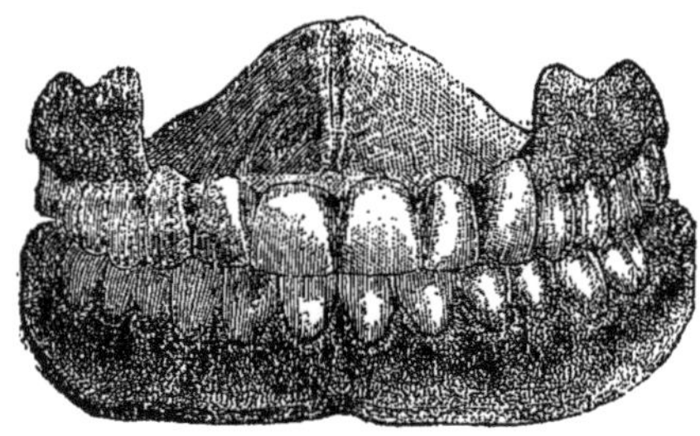

Fig. 7. Dentier complet. La mâchoire supérieure a conservé les racines des dents de devant et ne s'est pas contractée ; c'est pourquoi cette partie n'a pas de gencive artificielle.

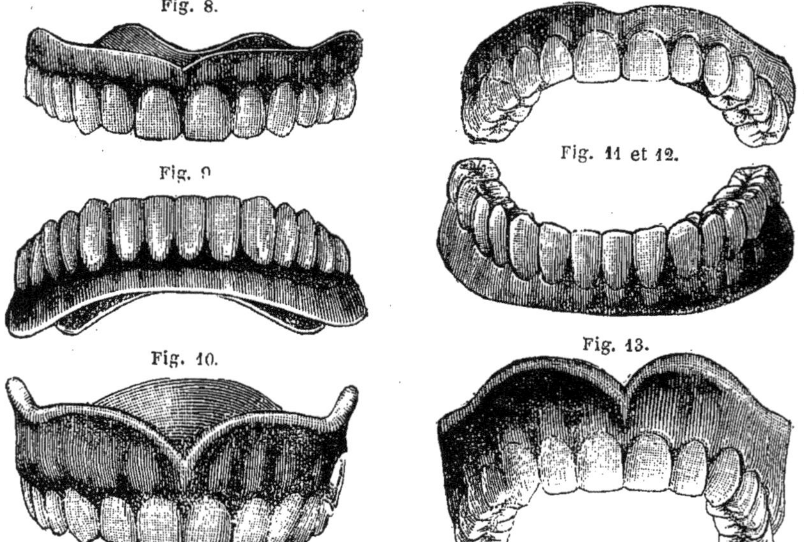

Fig. 8.

Fig. 9

Fig. 10.

Fig. 11 et 12.

Fig. 13.

Fig. 8, 9, 10, 11, 12, 13. Divers modèles perfectionnés de nos dentiers : les gencives en émail continu rose, sans fissures ni rapportages, fondu en une seule pièce. Elles donnent aux dents la teinte et la forme naturelles avec l'irrégularité dictée par la physionomie caractéristique de chaque personne et tiennent par simple adhésion.

Lorsque les joues sont ridées, on rehausse les gencives artificielles pour faire disparaître les rides et pour redonner l'ampleur de la figure juvénile, tout en donnant aux dents l'articulation nécessaire pour permettre la mastication facile et complète des aliments.

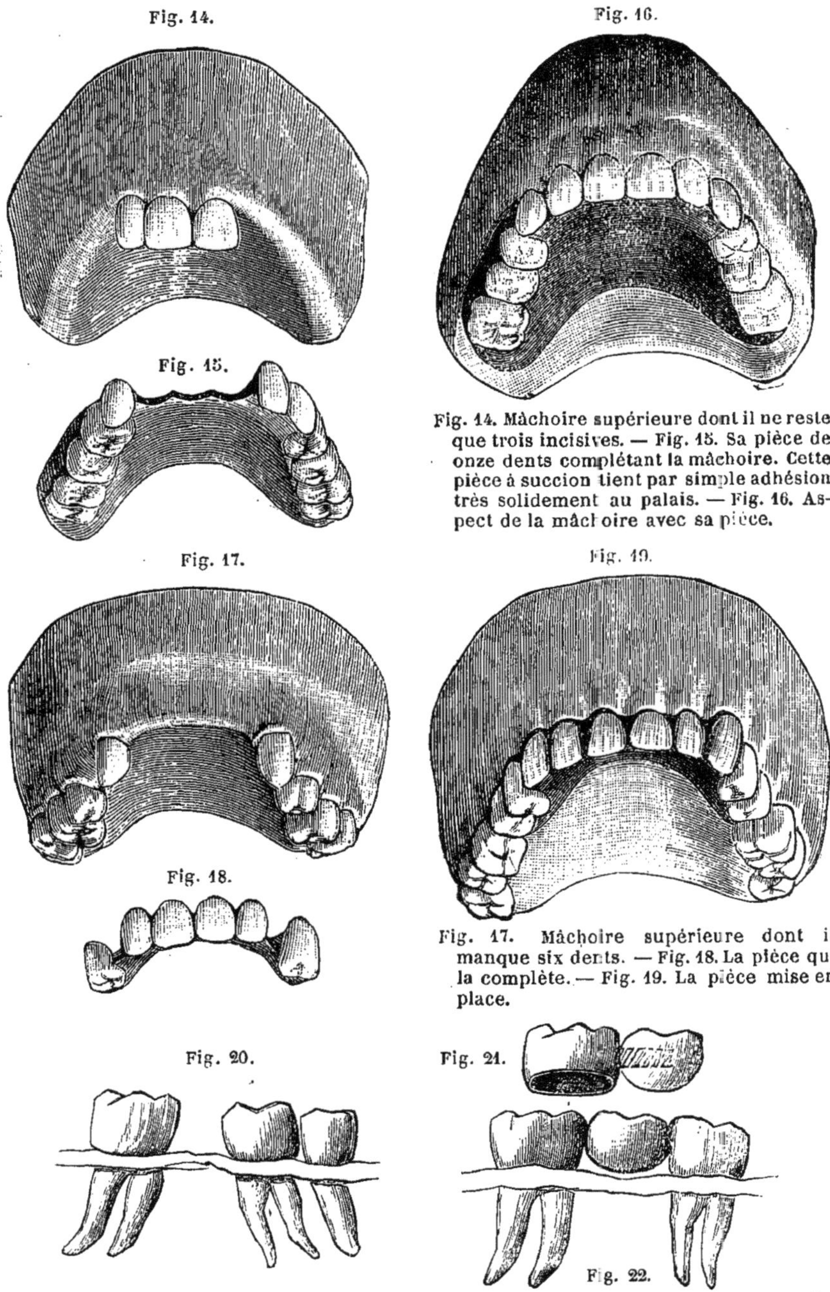

Fig. 14.

Fig. 16.

Fig. 15.

Fig. 14. Mâchoire supérieure dont il ne reste que trois incisives. — Fig. 15. Sa pièce de onze dents complétant la mâchoire. Cette pièce à succion tient par simple adhésion très solidement au palais. — Fig. 16. Aspect de la mâchoire avec sa pièce.

Fig. 17.

Fig. 19.

Fig. 18.

Fig. 17. Mâchoire supérieure dont il manque six dents. — Fig. 18. La pièce qui la complète. — Fig. 19. La pièce mise en place.

Fig. 20.

Fig. 21.

Fig. 22.

Fig. 20. Conséquence de la perte prématurée des dents : toutes celles qui restent s'inclinent alors en se déchaussant vers la place restée vide. — Fig. 21. Capsule en or ou en platine (s'adaptant à une dent) et ayant une couronne minérale, le tout soudé ensemble. — Fig. 22. Capsule et couronne en place, pour empêcher les dents de se déchausser ou de dévier. Cette méthode permet à la dent d'être fixée à demeure ou de pouvoir être retirée et remise à volonté. Appliquée à plusieurs dents, elle évite l'emploi de pièces dentaires.

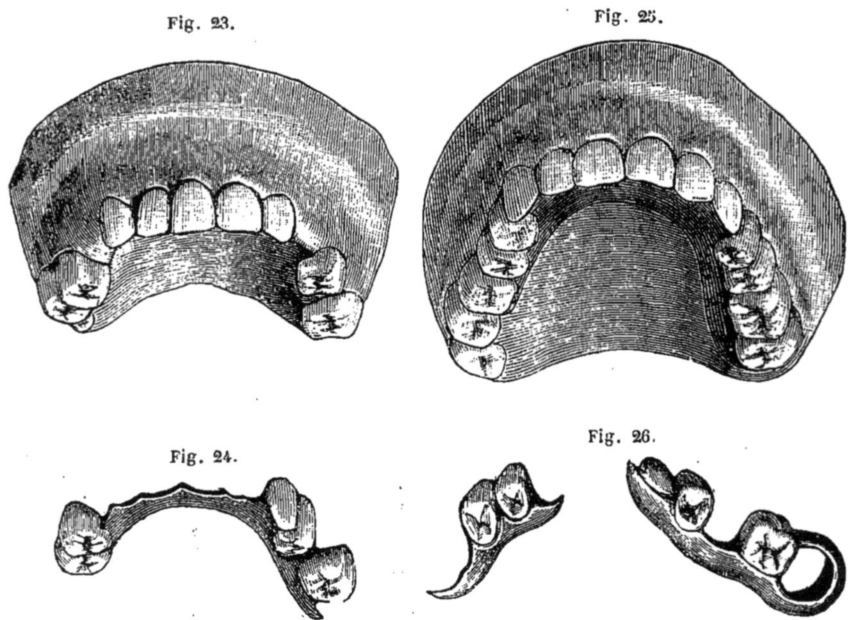

Fig. 23. Mâchoire dont il manque cinq dents. — Fig. 24. La pièce de cinq dents.
Fig. 25. La pièce en place. — Fig. 26. La même faite en deux parties.

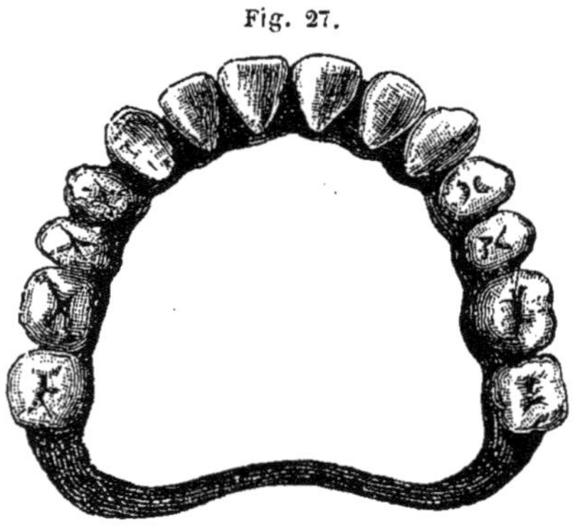

Fig. 27. — *Notre dentier sans plaque, sans crochets, sans ressorts, sans pivot, ni attache quelconque. Ce dentier est applicable où le rebord gengival permet de le placer de façon à être maintenu en place par les joues et les lèvres qui l'appuyent. Ce dentier breveté par nous en France, en 1879, est le seul véritable procédé existant qui permet d'être appliqué avec succès sans aucune attache.*

PIÈCES A COULISSE OU A CAPSULES FENÊTRÉES

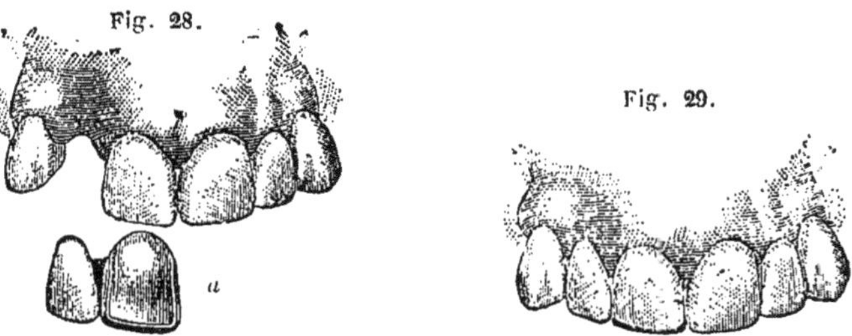

Fig. 28. — Fig. 29.

Fig. 28. Mâchoire supérieure dont il manque une dent de devant. — *a.* Capsule en or s'emboîtant très exactement sur la dent et dont la partie antérieure est à jour. — Fig. 29. Dents en place.

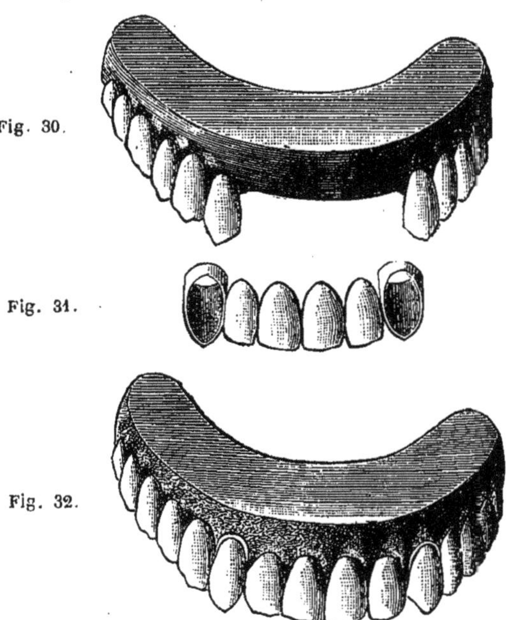

Fig. 30. — Fig. 31. — Fig. 32.

Fig. 30. Mâchoire dont les quatre incisives manquent. — Fig. 31. La pièce maintenue par une capsule fenêtrée à chaque extrémité. — Fig. 32. La même en place.

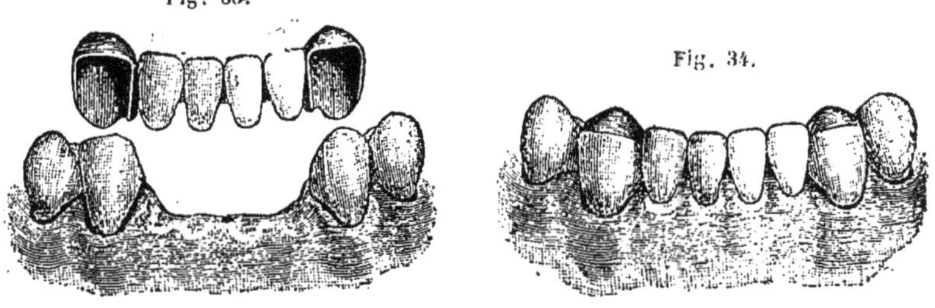

Fig. 33. — Fig. 34.

Fig. 33. Les quatre dents avec leurs capsules. Les capuchons de ces dernières, visibles dans la figure, recouvrent le sommet des deux canines pour simuler une aurification. — Fig. 34. Dents en place.

GREFFE PROTHÉTIQUE

Les procédés concernant la greffe prothétique comme aussi des pièces précédentes (p. 9) peuvent s'appliquer à presque toutes les bouches. Ils varient à l'infini, quant à la construction de celles-ci, suivant l'état, le nombre et la disposition des dents et des racines qui subsistent. Pour n'importe quels cas ils donnent un résultat parfait.

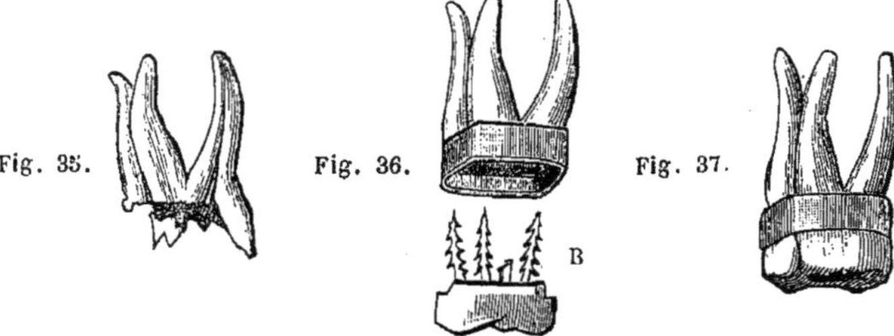

Fig. 35. Une dent cariée dont il ne reste plus que les racines et qu'on se borne généralement à extraire. — Fig. 36. La même guérie, assainie et préparée pour recevoir une couronne en émail minéral munie de tenons (B) après adaptation d'un anneau en or, sur laquelle cette couronne est hermétiquement scellée. — Fig. 37. Même dent, la couronne mise en place.

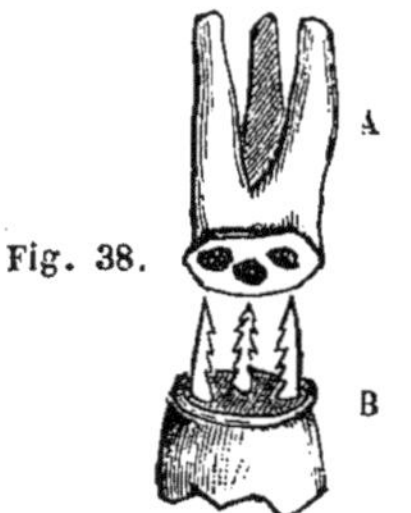

Fig. 38. Racine moins cariée et plus solide que la précédente (A), pouvant par conséquent se dispenser d'anneau, et tolérer l'application d'une petite plaque en platine munie de canules radiculaires. B, couronne en émail avec ses trois tenons s'adaptant dans les canules radiculaires.

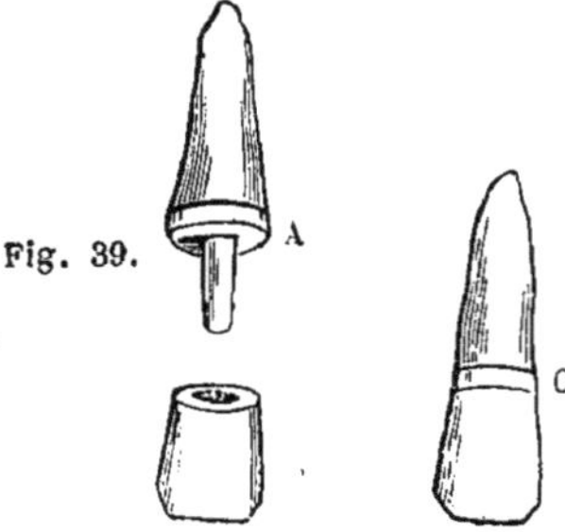

Fig. 39. A. Racine d'une incisive, préparée pour recevoir une couronne minérale (B). — C. Même dent, la couronne placée.

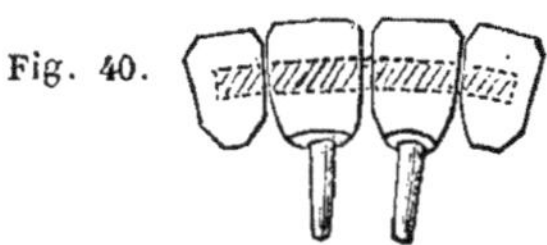

Fig. 40. Par le même procédé : 4 incisives artificielles, reliées par une barre de platine qui les traverse. Elles s'implantent dans les racines au moyen de deux tenons.

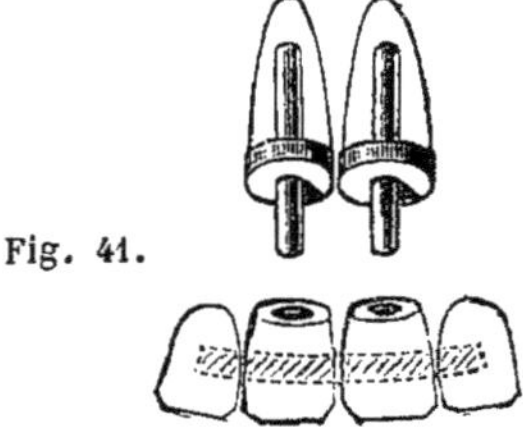

Fig. 41. Même pièce, mais dont les tenons sont fixés aux racines.

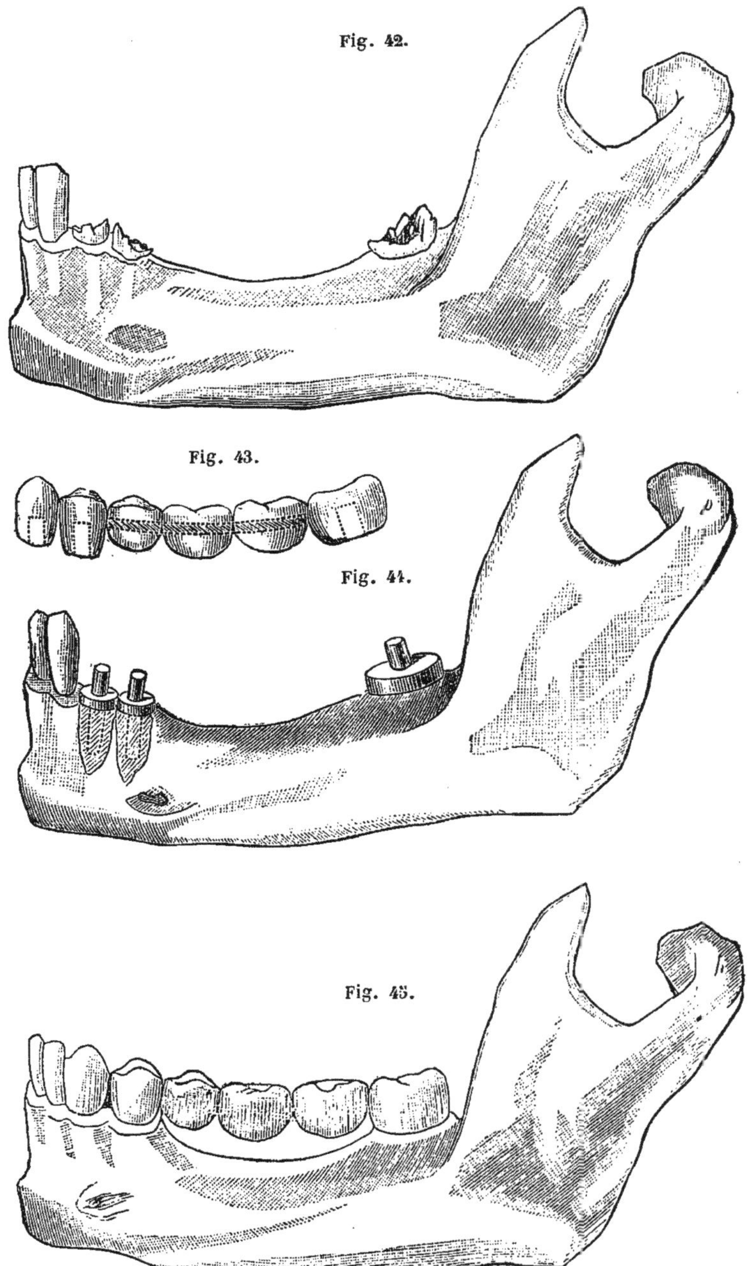

Fig. 42. Mâchoire inférieure en partie dégarnie, avec quelques mauvaises racines encore utilisables. — Fig. 43, 44. Même mâchoire aménagée suivant le procédé indiqué précédemment, avec la rangée de couronnes qu'elle doit recevoir. — Fig. 45. Même mâchoire, après placement de cette dernière. Il est impossible de la distinguer des dents naturelles.

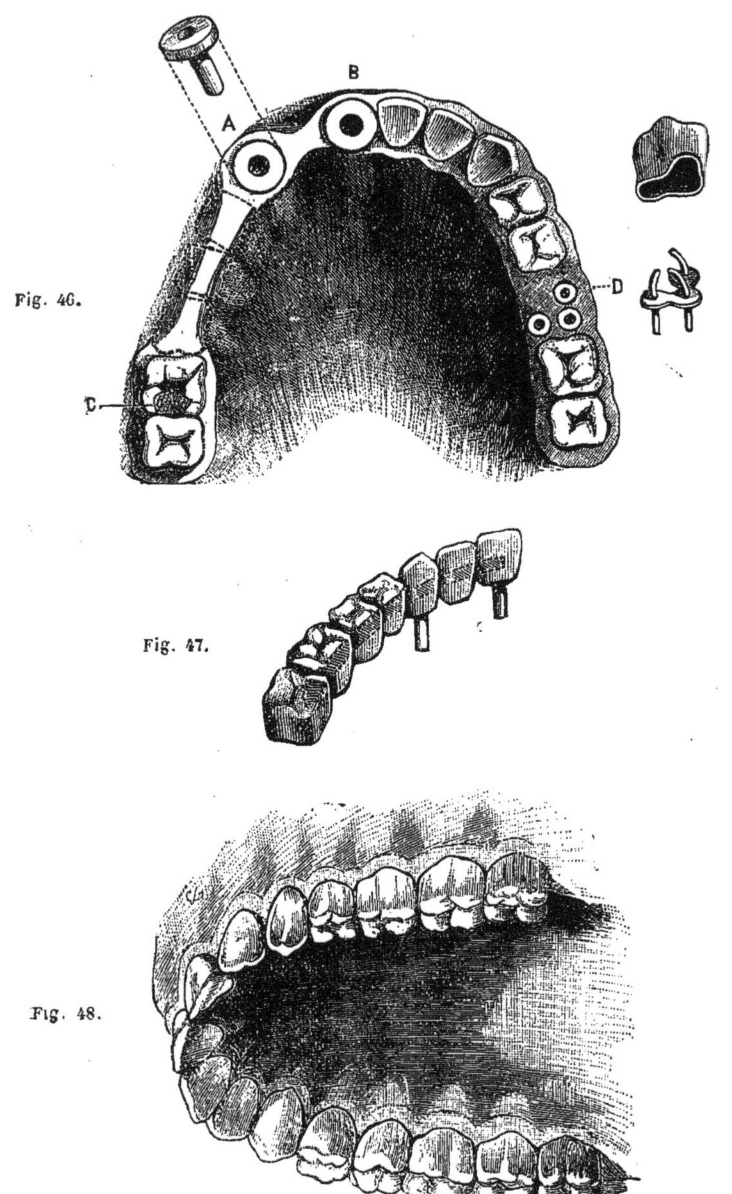

Fig. 46.

Fig. 47.

Fig. 48.

Fig. 46. Plan d'une mâchoire préparée à recevoir une rangée de dents. — Par ce procédé, comme aussi par les précédents, il est absolument impossible de distinguer cette denture d'une dentition naturelle, même lorsqu'on examine dans l'intérieur de la bouche. — A et B. Canules en place. — C. Dent aurifiée, destinée à être coiffée de la capsule en or, qui contribue à fixer la pièce. — D. Application d'une couronne par la greffe prothétique aux racines d'une grosse molaire. — **Fig. 47.** Aspect des dents prêtes à être posées. — **Fig. 48.** Vue de la mâchoire, les dents posées.

Fig. 49.

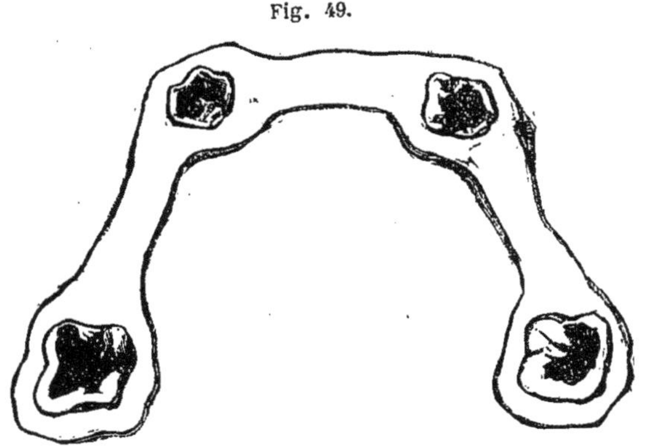

Fig. 49. Plan d'une mâchoire supérieure, munie antérieurement des racines des deux canines et postérieurement des deux dernières molaires cariées.

—

Fig. 50. Même mâchoire préparée pour recevoir les dents. — A A les canules en place, et B B les molaires aurifiées.

—

Fig. 50.

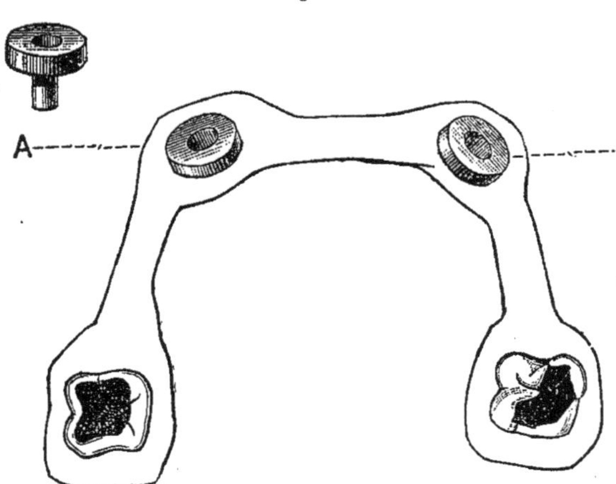

Fig. 51. La rangée de dents. Elle est munie postérieurement de deux capsules en or qui s'adaptent sur les molaires, et antérieurement de deux forts tenons en platine destinés aux canules des racines antérieures.

—

Fig. 52. Même rangée de dents en place, simulant les dents naturelles au point de s'y méprendre entièrement.

Fig. 51.   Fig. 52.

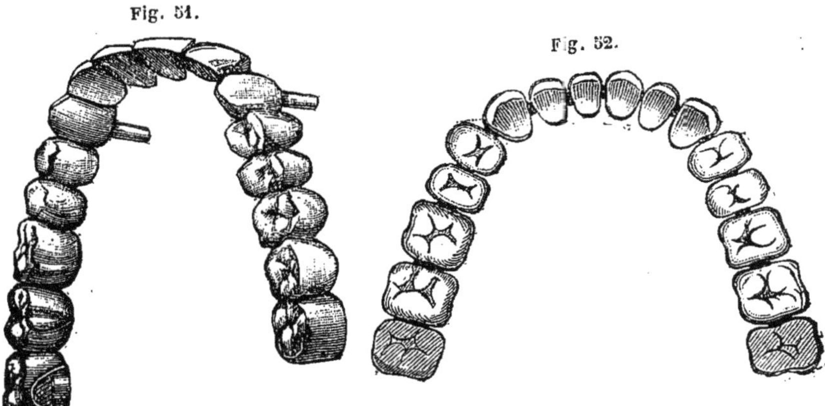

REDRESSEMENT DES DENTS

Exemples de dentition défectueuse et des résultats obtenus par notre traitement.

Fig. 53.

Fig. 54.

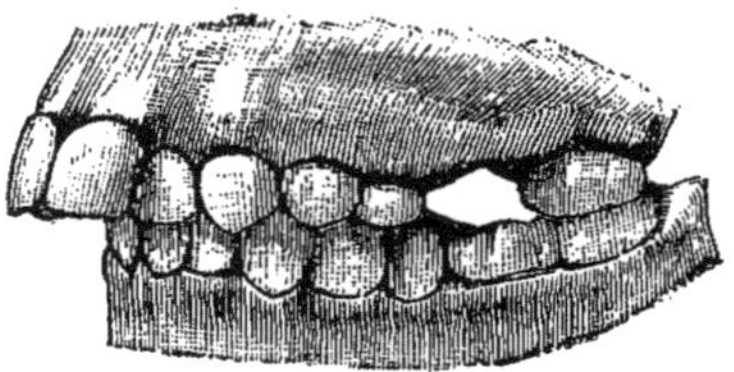

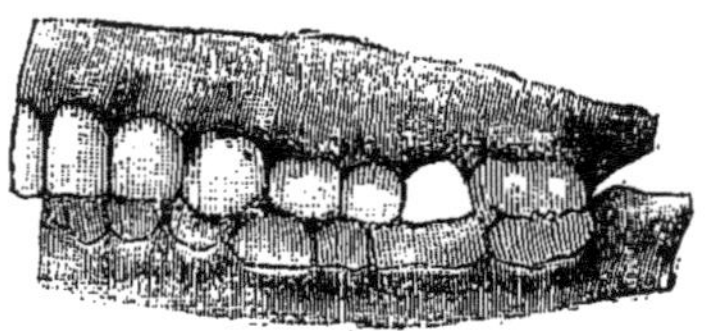

Fig. 53. Mlle M. L., 18 ans. Mâchoire avant le redressement. — Fig. 54. Mlle M. L., 6 mois après redressement.

Fig. 55.

Fig. 56.

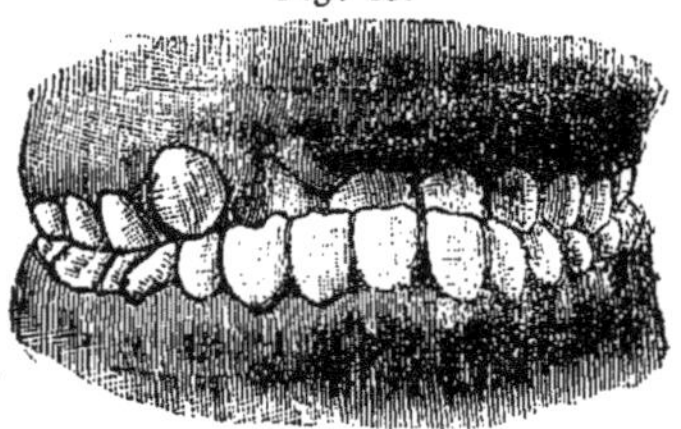

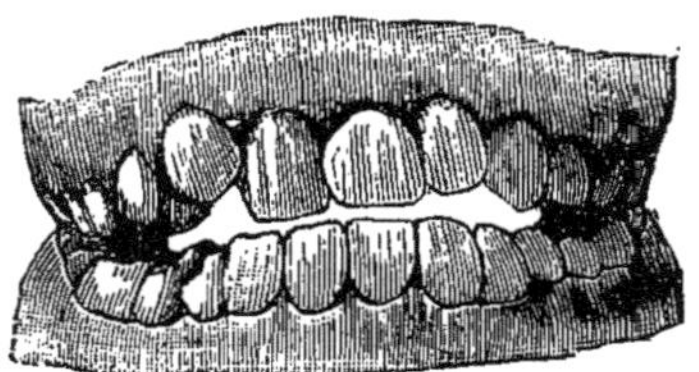

Fig. 55. Mlle Z., 18 ans et demi. Avant le traitement. — Fig. 56. Même mâchoire, 2 mois plus tard. — Fig. 57. Id. Résultat final obtenu au bout de 3 mois.

Fig. 57.

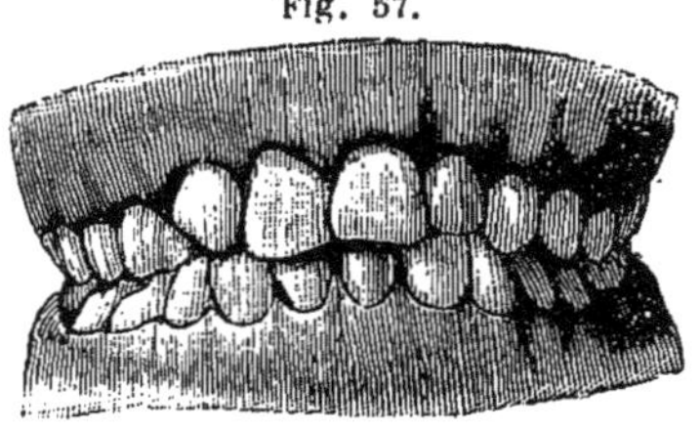

Fig. 58.

Fig. 59.

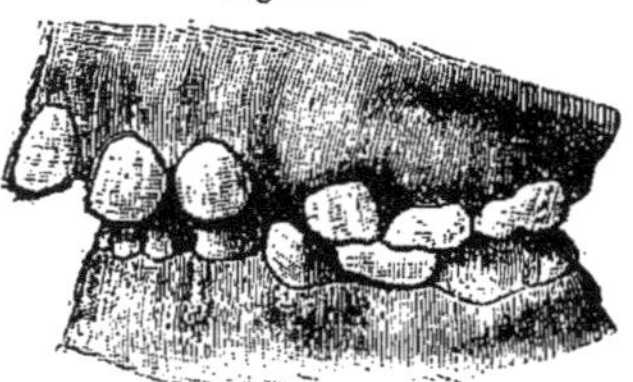

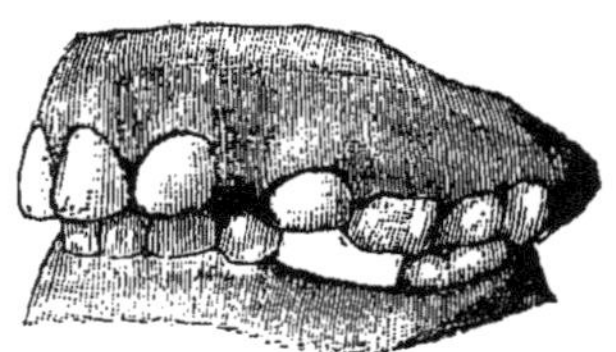

Fig. 58. M. W., 9 ans. Avant le traitement. — Fig. 59. Même mâchoire, résultat final obtenu 7 semaines après.

DENTIFRICE ODONTOGÈNE

POUDRE ET ÉLIXIR

De H.-James MILLER

Conserver la vitalité des tissus dentaires, non-seulement en éloignant toutes les causes qui favorisent leur destruction, mais encore stimuler cette vitalité en fournissant les substances dont elle a besoin, tel est le but que nous avons poursuivi, tel est aussi celui que nous avons atteint.

C'est par de nombreux essais, guidés par les observations d'une longue pratique, que nous sommes arrivés à déterminer exactement la formule de l'Odontogène.

On conçoit en effet facilement qu'il n'y a pas deux manières de conserver la vitalité des tissus dentaires, et le fait que les dentrifices sont si nombreux suffit à démontrer qu'aucun d'entre eux n'a complètement atteint ce but. Or si nous présentons nos dentifrices au public comme étant les seuls existant actuellement qui puissent se vanter non seulement de ne pas nuire aux dents, mais encore de les assainir et de les fortifier, c'est que nous avons pris pour base de nos Odontogènes des substances dont l'action bienfaisante est prouvée par leur emploi remontant à des siècles. Notre innovation a consisté à les combiner de manière à régulariser réciproquement leur action au bénéfice de la vitalité des dents et des gencives.

Nous les présentons donc aujourd'hui au public avec l'intime conviction qu'il les appréciera bientôt au point de se féliciter de leur emploi.

Basés sur les principes d'hygiène buccale que nous avons développés à maintes reprises, nous avons évité soigneusement de faire entrer dans leur composition des matières végétales telles que la poudre d'iris, de cresson, de charbon, etc., ou d'autres minérales telles que la silice, la pierre ponce, le corail, l'émeri. En effet, ces substances ou bien sont fermentescibles, ou bien usent les dents, ou bien enfin finissent par s'infiltrer dans les tissus des gencives, d'autant plus encore qu'elles sont réduites en poudres impalpables, et y provoquent alors non seulement une décoloration des tissus, mais, ce qui est bien plus grave, une irritation de ceux-ci, soit par leur fermentation, soit, comme pour le charbon et la silice pulvérisés, par un effet purement mécanique. Or l'irritation des gencives se traduit le plus souvent par la formation de tartre, qui déchausse les dents, et par des desquammations gingivales. Ces affections fournissent à leur tour un terrain propice au développement des microbes, entraînent des gingivites, le parulis et même la périostite alvéolo-dentaire. Comme ce sont les microbes qui causent les fermentations, certains fabricants de dentifrices ont songé à neutraliser l'effet nocif des poudres végétales en y ajoutant des antiseptiques. Lorsque ces derniers y sont mélangés en faibles doses, ils n'ont aucun effet; si par contre la dose est suffisante pour tuer les bactéries, elle débilitera et finira par tuer complètement les tissus dentaires. Voilà pourquoi tous les dentifrices du commerce ne soutiennent pas un usage prolongé. Au commencement ils paraissent parfaits; mais au bout d'un certain temps, alors que les tissus dentaires sont complètement débilités, on s'aperçoit que le dentifrice employé détruit les dents au lieu de les conserver.

Pour peu que les gencives ne soient pas dans un état tout à fait morbide, ceux qui feront usage de nos Odontogènes les verront peu à peu revivre et acquérir de nouveau cet état de force et de fraîcheur qui est le meilleur indice de la santé générale de l'organisme.

Les propriétés remarquables de notre dentifrice sont dues à ce qu'ils sont composés de substances directement assimilables par les tissus dentaires qui s'en nourrissent. Enfin ils sont combinés de telle sorte que le liquide salivaire ne puisse jamais avoir une réaction ni décidément alcaline ni acide. L'acidité ou l'alcalinité de la salive est, comme l'on sait, une des causes qui favorisent éminemment l'apparition de la carie dentaire (1); il est donc excessivement important, par exemple pour les fumeurs dont la salive est acide, de neutraliser celle-ci par un dentifrice approprié.

Mais ce n'est pas seulement par les fumeurs que nos dentifrices peuvent être employés avec avantage. Vu leur composition ils s'adressent avant tout spécialement aux enfants, aux dames, et en général à tous ceux qui ont la bouche délicate et encline, par ce fait, à contracter des maladies dentaires. Ils sont le meilleur prophylactique contre ces maladies.

Trente ans de succès ininterrompu de notre dentifrice, les louanges officielles qu'il nous a valu de la part de beaucoup d'autorités médicales des Facultés de médecine de Paris, de Londres, de Saint-Pétersbourg, de New-York, de Vienne et de Madrid sont la meilleure preuve que nous puissions donner au public de l'efficacité réelle de nos Odontogènes.

EMPLOI DE L'ODONTOGÈNE

Il trouve son application :

DANS LA CARIE DENTAIRE, LES MAUVAISES ODEURS ET FÉTIDITÉS DE LA BOUCHE.	CONTRE LES APHTES ET LES DIVERSES AFFECTIONS DES GENCIVES (SPONGIOSITÉS, HÉMORRAGIES, SCORBUT).

Il s'emploie :

1o Pour les soins de propreté de la bouche, *la blancheur, l'éclat, la conservation des dents et le raffermissement des gencives et des dents;*

2o Pour *prévenir et faire disparaître la fétidité de l'haleine et la formation des dépôts de tartre;* en se tassant dans les interstices accidentels de la dent, les dépressions normales ou pathologiques, les culs-de-sac gingivo-dentaires, il empêche la décomposition acide des aliments par fermentation, et la prolifération des vibrions et autres microbes;

3o **Pour empêcher la décalcification et la carie des dents; en se tassant dans toutes les anfractuosités qui se présentent à lui sans se décomposer ni fermenter, il finit par opérer à ces endroits une véritable cémentation, une ossification graduelle.**

A cet effet, prenez une brosse à dents de dureté moyenne (ou même un blaireau si les tissus dentaires sont très délicats), versez préalablement dans un verre de l'eau additionnée d'élixir (environ une demi-cuillerée à café par verre d'eau), humectez votre brosse dans ce mélange, trempez-la ensuite dans la poudre et frottez soigneusement vos dents dans tous les sens et de tous les côtés ; après cette opération, rincez-vous la bouche avec le mélange.

Pour les aphtes, les ulcérations de la langue, des gencives, l'amygdalite, les angines en général, l'Odontogène peut être appliqué topiquement avec la pulpe du doigt, avec une plume d'oie ou avec un pinceau, et devient ainsi un préservatif contre les maladies contagieuses et virulentes.

(1) C'est en effet pour cette raison que les dentifrices à base de savon sont nuisibles; ils augmentent l'alcalinité de la salive.

Imprimerie PAUL SCHMIDT, 5, avenue Verdier, Grand-Montrouge.

126

www.ingramcontent.com/pod-product-compliance
Ingram Content Group UK Ltd.
Pitfield, Milton Keynes, MK11 3LW, UK
UKHW020119100726
13658UKWH00005B/2261